CONTRIBUTION A L'ÉTUDE

DES

PLAIES COMPLIQUÉES

DE

HERNIES MUSCULAIRES

PAR

Edmond JOUBERT

DOCTEUR EN MÉDECINE DE LA FACULTÉ DE PARIS

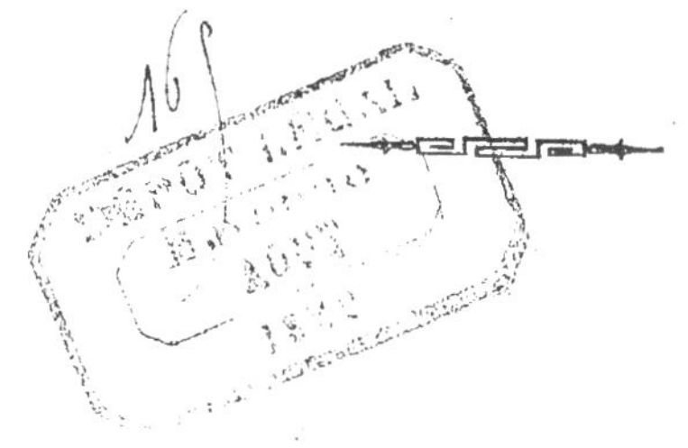

PARIS

ALPHONSE DERENNE

52, Boulevard Saint-Michel, 52

1882

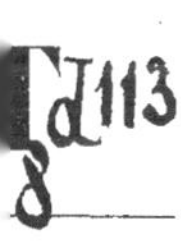

CONTRIBUTION A L'ÉTUDE

DES

PLAIES COMPLIQUÉES

DE

HERNIES MUSCULAIRES

PAR

Edmond JOUBERT

DOCTEUR EN MÉDECINE DE LA FACULTÉ DE PARIS

PARIS

ALPHONSE DERENNE

52, Boulevard Saint-Michel, 52

1882

A LA MÉMOIRE DE MON PÈRE

A MA MÈRE

A MON FRÈRE

A MES PARENTS

A MES AMIS

A MON PRÉSIDENT DE THÈSE

M. LE PROFESSEUR GUYON

Professeur le pathologie externe à la Faculté de médecine
Chirurgien de l'hôpital Necker
Membre de l'Académie de médecine
Officier de l'Instruction publique
Chevalier de la Légion d'Honneur

CONTRIBUTION A L'ÉTUDE

DES

PLAIES COMPLIQUÉES

DE HERNIES MUSCULAIRES

INTRODUCTION

L'étude des plaies en général est faite depuis longtemps et trop bien faite pour que nous ayons la prétention d'y revenir. Dans tous les traités, dans tous les ouvrages de chirurgie il existe un chapitre étendu, parfois même considérable à ce sujet. Cependant, ayant eu l'occasion d'observer plusieurs lésions de muscles, et surtout ayant pu voir dans certains cas à quels dangers exposaient le malade quelques-unes de ces plaies, nous avons été tout surpris de ne pas trouver signalé dans les auteurs ce genre de lésions et par suite amené à en faire le sujet de notre thèse inaugurale.

Restreignant notre sujet dans de justes limites, nous n'aborderons que le point même qui a attiré notre attention; l'histoire des hernies musculaires à travers une solution de continuité des téguments.

La dénomination de hernie musculaire, d'après tous les auteurs, est appliquée au déplacement du muscle à travers une aponévrose rompue, mais il semble en lisant leurs descriptions que ce déplacement ne doive pas cesser d'être sous-cutané, car ils ne parlent pas ou ne parlent que très-vaguement de l'engagement des muscles à travers les plaies cutanées. Mais s'il existe une solution de continuité des téguments, est-ce une raison pour ne pas conserver cette même dénomination aux saillies musculaires qui viennent se montrer à l'extérieur? Nous ne le croyons pas : aussi conserverons-nous le nom de hernies aux lésions que nous nous proposons de décrire.

Notre modeste travail n'ayant pas de précédent, nous avons cru utile ou tout au moins intéressant d'envisager les lésions qui vont nous occuper à leurs diverses phases, afin de les suivre depuis le moment où elles se produisent jusqu'à leur terminaison, et de montrer quelle est leur gravité par rapport aux hernies sous-cutanées. La question de pronostic est certainement ici la plus importante, mais il eût été difficile de la présenter seule, dégagée des diverses circonstances de production et de marche qui peuvent la modifier considérablement. Aussi, avons-nous cherché à former un tout qui puisse laisser voir les choses sous leur aspect le plus clair et par suite le plus utile.

Nous nous efforcerons de faire comprendre par quel mécanisme se produisent ces hernies musculaires cutanées et quelles en sont les causes les plus fréquentes. Nous passerons ensuite à l'étude des symptômes et du diagnostic en cherchant à faire bien ressortir les caractères propres à chacune des catégories que nous établirons pour la clarté du sujet ; et c'est encore avec méthode que nous présenterons les autres chapitres ayant trait à la marche, au pronostic et au traitement de ces lésions des muscles. Puis, viendront les conclusions, que nous tâcherons de présenter avec toutes les conditions de netteté et de brièveté qu'il convient d'apporter dans un paragraphe de ce genre. Nous le ferons court, avons-nous dit, mais chaque chapitre y trouvera sa synthèse, dans l'ordre simple mais rigoureux que nous nous sommes imposé.

Nous avons rejeté à la fin de notre thèse, les observations sur lesquelles s'appuie notre description, ne voulant pas les intercaler dans le courant même du travail pour ne pas couper par un exemple parfois très long l'ensemble d'un chapitre. Les quelques observations que nous rapportons sont peut-être un peu surchargées de détails ; mais, nous avons préféré les laisser ainsi parce qu'elles permettent mieux de suivre pas à pas l'évolution des lésions qui ont les hernies musculaires pour début ; si elles pèchent par le manque de concision, elles auront au moins l'avantage d'être inédites.

Qu'il nous soit ici permis d'adresser tous nos remerciements à M. le professeur Guyon qui a bien voulu accepter la présidence de notre thèse, ainsi qu'à MM. Verchère et Walther, internes des hôpitaux, qui nous ont communiqué quelques-unes des observations sur lesquelles nous nous sommes appuyé pour entreprendre notre travail.

CAUSES ET MODE DE PRODUCTION

Pour qu'une hernie musculaire se produise à travers les téguments, il faut qu'il se présente diverses conditions. Ce sont ces conditions que nous allons examiner tout d'abord.

La plaie des téguments doit être suffisante pour laisser passer le muscle ou la portion de muscle sous-jacente.

Cette plaie des téguments peut se faire par divers mécanismes et suivant chacun d'eux se produira une hernie différente. Nous insistons à dessein sur ce mode de production de la solution de continuité ; c'est elle, en effet, qui, dans bien des cas, donnera les caractères propres à la tumeur musculaire.

Les plaies peuvent être produites par des instruments piquants, tranchants, contondants, par armes à feu, etc.

Les piqûres, par leur peu d'étendue, ne peuvent donner lieu à la formation des hernies, il en est de même des plaies par armes à feu, de petites dimensions, par des balles de fusil ou de revolver. Quant aux projectiles d'un plus gros volume, ils agissent comme des instruments contondants et peuvent, par suite, être étudiés en même temps que ces derniers. Les plaies par instruments tranchants et les plaies par écrasement ou par éclatement sont celles qui nous intéressent particulièrement.

Lorsque la peau et l'aponévrose sous-jacente ont été incisées parallèlement à la direction des fibres musculaires, la gaîne du muscle faisant défaut, celui-ci, normalement maintenu à l'étroit dans sa loge fibreuse, a de la tendance à occuper un volume plus considérable ; de plus, si au moment où se fait l'incision de la gaîne, ce muscle se contracte, on voit de suite les fibres les plus superficielles venir, sous forme d'un faisceau piriforme, faire hernie dans la solution de continuité de l'aponévrose. Or, celle-ci présentant des bords tranchants pourra dans certaines attitudes du membre étrangler les parties latérales de la hernie musculaire, laquelle, par suite, deviendra irréductible ou tout au moins difficile à refouler de sa situation anormale.

Mais il n'en est pas toujours ainsi : le plus souvent, le muscle viendra simplement s'engager plus ou moins entre les lèvres de la plaie.

Il est cependant des conditions tout à fait favorables à la production de la hernie ; ainsi, il faut d'abord une aponévrose superficielle, dont les adhérences avec le muscle sous-jacent soient peu marquées ; il faut de plus, que le muscle soit un muscle long, à faisceaux très indépendants les uns des autres ; enfin, il est nécessaire que ce muscle ait une grande mobilité dans sa gaîne. Toutes ces conditions réunies ne se rencontrent guère qu'aux membres. Ce sont par exemple, le muscle biceps pour le bras et surtout, comme nous en rapportons deux observations, le muscle vaste interne et le vaste externe du membre inférieur solidement maintenus à l'étroit par le facia lata.

Nous avons admis une contraction du muscle au moment de l'accident ; c'est là une condition favorable à la production de la hernie mais non indispensable, l'élasticité seule des muscles en dehors de la contractilité pouvant arriver à un résultat analogue.

Si l'incision de la peau et de l'aponévrose est transversale, le muscle pourra encore faire hernie, mais alors le fait est plus rare et plus difficile à expliquer.

Deux cas peuvent se présenter : ou la solution de continuité des téguments est petite, ou elle est considérable. Dans le premier cas il n'y a pas de hernie ; dans le second la peau et l'aponévrose pouvant s'écarter, les lèvres de la plaie sont à une distance suffisante l'une de l'autre pour qu'un faisceau musculaire puisse s'y engager ; pourtant ce fait doit être rare, car nous n'en avons pas trouvé d'observations. Aussi, est-ce une pure supposition que nous venons de faire là.

Qu'au contraire le muscle soit coupé transversalement et il peut encore y avoir hernie, mais il faut admettre que la largeur de la plaie soit supérieure à la rétraction des deux bouts du muscle divisé.

Tels sont les différents cas qui peuvent se présenter avec une plaie produite par un instrument tranchant.

Nous arrivons maintenant à un point plus intéressant de l'histoire des hernies musculaires : je veux parler de celles qui se produisent à travers une plaie contuse.

Si la plaie contuse est longitudinale et le muscle sain, le mécanisme est le même que pour le cas d'une plaie longitudinale par un instrument tranchant.

Mais, si le muscle est lésé, le mécanisme de production est complètement changé.

Nous avons déjà dit que dans les plaies par incision transversale il ne se fait généralement de hernie qu'à condition que le muscle soit lésé. Dans les plaies contuses il peut en être ainsi, mais la lésion du muscle ne sera pas la même.

L'ouverture aponévrotique étrangle la base de la hernie et lui forme un véritable pédicule. Le tissu musculaire est déchiré, rompu, et on comprend facilement comment dans la suite ce muscle lésé présenterera peu de tendance à se réparer sans amener de dangereuses complications, et nous verrons que c'est en effet dans les hernies musculaires de cette variété que se rencontrent les symptômes les plus graves. Un autre mécanisme peut encore produire une hernie musculaire semblable avec les mêmes lésions du tissu hernié ; c'est l'arrachement des fibres musculaires qui se trouvent étirées. Dans ce cas la peau et l'aponévrose sont rompues par le même mécanisme.

SYMPTOMES ET DIAGNOSTIC

D'après les causes que nous venons d'examiner et le mécanisme de production des hernies musculaires, mécanisme sur lequel nous avons insisté suffisamment, il est facile d'augurer que les plaies s'accompagnant de hernies musculaires, qui font saillie à l'extérieur, présenteront des symptômes différents suivant le traumatisme qui a amené la lésion et surtout suivant les effets produits par ce traumatisme.

Qu'il nous soit permis de faire une hypothèse pour bien montrer la nécessité où nous sommes de diviser l'étude des symptômes non-seulement d'après l'étude des causes, déjà faite, mais même d'après le mécanisme qui a produit la lésion.

Supposons un individu recevant un coup de couteau, instrument tranchant, verticalement sur la partie externe de la cuisse ; (ce fait, nous le retraçons dans nos observations rejetées à la fin de notre travail, et nous le supposons ici à dessein).

Si le coup de couteau incise, ainsi qu'on le fait par exemple en médecine opératoire, la peau, puis l'aponévrose, il peut suivre au-dessous de celle-ci soit un interstice musculaire, soit passer entre les faisceaux de fibres mais sans couper aucune de celles-ci ; dans ce cas nous avons cru qu'il pouvait se faire une issue du muscle à travers l'aponévrose incisée et que le muscle pouvait venir faire saillie en dehors de la peau, parallèlement aux lèvres de la solution de continuité débordant en quelque sorte la gaîne aponévrotique chargée de le maintenir dans ses limites normales. Nous avons examiné ce mécanisme et nous n'y revenons pas ; mais n'est-il pas évident que les symptômes donnés par cette lésion, par cette hernie musculaire, ont dû être tout autres que ceux que nous avions par exemple dans le cas où la hernie se fait par écartement forcé du pouce et de l'index, par un mécanisme que nous avons déjà étudié ; nous prenons cet exemple parce que nous en possédons des observations.

Dans ces deux hypothèses, nous n'avons trouvé la première fois qu'une plaie, simple solution de continuité de la peau, avec issue d'un muscle sain ; puis, une seconde, solution de continuité de la peau, avec issue d'un muscle rompu. Il nous reste à faire la troisième hypothèse, celle où les parties profondes sont atteintes, les hernies musculaires de plaie accompagnant par exemple une fracture compliquée de plaie, d'hémorrhagie, etc... nous n'avons pas à insister sur ces cas bien connus.

Tous ces faits ou plutôt toutes ces suppositions appuyées sur des faits démontreront clairement la nécessité d'une division dans l'étude des symptômes ; cette division découlera naturellement de ce que nous dirons, et si nous avons fait des hypothèses nous les avons choisies à dessein, comme des types de chacune des divisions que nous allons énumérer.

Nous diviserons donc nos symptômes, en symptômes que l'on trouve dans :

1° Les hernies musculaires sans lésions des muscles.

2° Les hernies musculaires avec lésions des muscles.

3° Les hernies musculaires dans les grands traumatismes.

Chacune de ces divisions n'aura guère d'utilité au point de vue des signes physiques, de l'anatomie pathologique, pourrions-nous presque dire, puisque la plaie étant à vif, il nous est toujours possible de voir quel est l'état des parties que l'on a devant les yeux.

Quant aux symptômes fonctionnels, nous les étudierons tous ensemble, nous réservant à la fin de la symptomatologie de revenir sur les points importants.

I. — *Plaie avec hernie musculaire sans lésion du muscle.*

Ces hernies musculaires sont, ainsi que nous l'avons dit, presque toujours dues à des plaies par un instrument tranchant. La solution de continuité de la peau est longitudinale et parallèle à la direction des fibres musculaires herniées.

Cette solution de continuité de la peau peut être plus ou moins étendue, dans certains cas elle pourra présenter quatre ou cinq centimètres, rarement moins, souvent beaucoup plus, quelquefois dix, vingt, trente centimètres. Les lèvres de la plaie sont régulières, nullement déchiquetées; dans la plupart des cas, l'écartement est peu marqué, il semble que les lèvres cutanées aient de la tendance à se rapprocher ; malgré la longueur de l'incision, elles ne sont d'ordinaire élargies que de un à deux centimètres au plus ; cet écartement varie avec la position du membre, avec les mouvements. Nous n'insisterons pas sur ce fait qui ne présente dans le cas particulier, rien de spécial et qui est commun à toutes les solutions de continuité du tégument externe.

Au-dessous de la peau est le tissu cellulaire qui parfois peut, lui aussi, venir faire saillie entre les lèvres cutanées. Enfin, comme troisième plan nous trouvons l'aponévrose. Celle-ci est interrompue, ce qui est une condition indispensable, ainsi que nous l'avons vu, de la hernie musculaire. Quel est l'aspect de cette incision ? D'ordinaire l'instrument a sectionné l'aponévrose longitudinalement, parallèlement à l'incision cutanée.

Comme celle-ci est régulière, les fibres longitudinales de l'aponévrose semblent écartées les unes des autres suivant une ligne droite ; l'incision présente deux lèvres absolument analogues à celles de la peau. Comme pour celle-ci, aucune tendance à l'écartement ; elles sont parallèles l'une à l'autre, et ne sont séparées que par le muscle qui vient les écarter. On les voit étrangler celui-ci et former sur les parties latérales un sillon bi-latéral au-dessus duquel est le bourrelet musculaire. Mêmes modifications, mais moins sensibles, que pour les lèvres cutanées de la plaie suivant les mouvements et la position du membre.

Cette incision de l'aponévrose peut présenter la même étendue que l'incision cutanée, mais elle peut être moins longue, et alors, d'après ses dimensions, donner un aspect différent à la hernie musculaire. Disons pourtant que dans la plupart des cas que nous avons pu recueillir ou qui nous ont été communiqués, comme exemple, les hernies que nous décrivons actuellement, presque toujours l'incision de l'aponévrose était aussi étendue que l'incision cutanée.

Si l'on introduit le doigt dans la plaie il est facile de sentir cette incision de l'aponévrose. Le doigt sera arrêté d'abord, mais bientôt pénétrera brusquement au-dessous d'elle, et dès lors on aura la sensation d'une véritable bride autour du doigt.

Le muscle hernié, fait saillie au milieu de la plaie, il occupe toute l'incision, c'est lui qui, au premier abord, saute aux yeux, il est nécessaire de l'écarter pour apercevoir les parties qui le maintiennent en dehors de sa position normale.

Il forme le plus souvent dans le cas dont il s'agit un bourrelet allongé, piriforme, occupant parfois toute la solution de continuité de la peau, quelquefois n'en remplissant qu'une partie.

Ce bourrelet s'étend sur les lèvres de la plaie et les recouvre en haut et en bas, à ses deux extrémités. Il finit en s'allongeant, et se termine en pointe très aiguë, bridée par l'agent de l'étranglement.

Il arrive parfois que la peau n'est pas recouverte par le muscle, en effet, celle-ci cédant à son élasticité, revient sur elle-même et s'écarte. Aussi, n'est-ce pas elle qui constitue l'obstacle à la rentrée du muscle ; nous nous sommes déjà expliqué sur ce point, et on peut voir dans ce cas très nettement les lèvres de la plaie cutanée. De plus, il peut arriver ainsi que nous le disions plus haut, que la hernie musculaire n'occupe pas toute la plaie, et dans ce cas c'est presque toujours une extrémité supérieure ou inférieure de la plaie qui n'est pas remplie par le muscle. On voit alors au fond de celle-ci une aponévrose intacte, et ce n'est qu'au niveau du point où celle-ci est incisée, qu'apparaît l'extrémité supérieure du bourrelet musculaire.

L'aspect du muscle est rouge vif, vermeil.

Les fibres musculaires sont intactes dans la plupart des cas, ou peut voir à la surface de la saillie les sillons de séparation des différents faisceaux. Quelquefois il peut arriver qu'au centre du bourrelet, sur le point le plus culminant, existe un sillon plus marqué, c'est une incision longitudinale ; l'instrument tranchant ayant séparé sans les blesser deux faisceaux musculaires, ceux-ci se sont repliés sur eux-mêmes et se sont étalés en quelque sorte. Les fibres musculaires ne sont pas blessées, elles sont simplement écartées.

A la surface, on ne voit pas ordinairement de vaisseaux déchirés, aussi le muscle est-il sec relativement ou recouvert d'une très faible quantité de sang. Pourtant il peut arriver que quelques artères musculaires ont été incisées et par suite donnent lieu à une hémorrhagie toujours peu abondante.

La tumeur musculaire est animée de mouvements fibrillaires spontanés, qui serpentent à la surface de la hernie. A ces mouvements partiels s'ajoutent des mouvements de totalité.

Ceux-ci animent la tumeur tout entière, ils ne se montrent que lorsque le malade contracte son muscle, ou lorsque par un excitant quelconque, on vient à impressionner le muscle hernié. Ces mouvements se voient par exemple très nettement lorsque l'on touche la tumeur ou lorsque avec un acide, comme l'acide phénique on vient à laver la plaie; l'eau froide peut même produire le même effet.

Ces mouvements de totalité peuvent quelquefois réduire la hernie, mais le plus souvent, ils ne font que l'amoindrir et pendant la contraction l'étranglement vient l'augmenter de nouveau. En effet, le muscle tout entier se contractant tend à devenir plus globuleux et par suite à tendre davantage la loge aponévrotique qui ne peut plus le contenir puisqu'elle est rompue.

Aussi, pendant la contraction voit-on le tissu musculaire devenir plus sombre, prendre une teinte plus foncée que celle qu'il présente à l'état de repos.

Si l'on essaie de réduire la hernie musculaire, le plus souvent on y arrivera bien, et la réduction se maintiendra facilement. D'autres fois, au contraire la hernie se reproduira immédiatement après avoir été réduite. Ou bien on pourra s'assurer que la masse musculaire, dans ce cas, presque toujours volumineuse, ne rentre pas, qu'elle a pour ainsi dire perdu droit de domicile ; dès lors ce n'est pas à cause de l'étranglement que se maintient au dehors le muscle ; c'est parce que la gaîne étant inextensible, l'incision se présente comme point plus faible, et la hernie se reproduit sans cesse en ce point.

En somme dans ces dernières circonstances on trouve les mêmes éléments que nous avons rencontrés en faisant l'étiologie, éléments qui nous ont permis de comprendre et d'expliquer la hernie musculaire à la suite d'une incision simple du tégument.

L'aspect du muscle que nous avons décrit n'existe tel,

qu'au moment où il se présente après l'accident à l'œil du chirurgien.

Ultérieurement les modifications que va présenter la hernie musculaire sont intéressantes et nombreuses ; nous y reviendrons lorsque nous décrirons la marche générale des hernies musculaires.

II. — *Plaies compliquées de hernies musculaires avec lésions du muscle.*

La solution de continuité de la peau peut, comme dans le cas précédent, être régulière, à lèvres non déchiquetées, et faite aussi par un instrument tranchant, mais c'est le cas le plus rare. Le plus souvent la peau est irrégulièrement rompue, les bords de la plaie sont mâchés, contus, et cet état de la plaie s'explique bien, étant données les causes que nous avons énumérées au sujet de la variété des hernies musculaires que nous examinons.

Le tissu cellulaire sous-cutané est forcément dilacéré, quelquefois même la peau peut présenter un certain degré de décollement et alors des complications sérieuses surgiront. Nous aurons à y revenir.

Au-dessous, l'aponévrose est rompue ou sectionnée suivant le mécanisme qui a amené la hernie musculaire. Dans le premier cas, la déchirure de l'aponévrose est plus ou moins étendue, présentant une forme variable, quelquefois allongée, occupant toute la plaie, quelquefois au contraire irrégulière, sans forme déterminée, arrondie, présentant parfois de petits lambeaux flottants ; il peut arriver aussi qu'il se fasse de petites pertes de substance de l'aponévrose.

Voyons maintenant quel aspect présente la hernie musculaire lorsque le muscle est blessé.

Si l'incision a été faite transversalement, les deux bouts du muscle sectionné s'écartent l'un de l'autre, et dès lors ne présentent pas de tendance à venir s'engager dans la plaie. Ils se rétractent et restent contenus dans leur gaîne. Là où devrait se trouver le muscle on voit les lèvres de l'aponévrose s'offrir à la vue au fond de la plaie au lieu d'apercevoir une surface de section des muscles plus ou moins étendue et avec des degrés d'irrégularité variables suivant les cas : en effet, tout le muscle peut être sectionné ou seulement une partie de son diamètre.

En résumé, ces blessures musculaires ne s'accompagnent pas ou, tout au moins, s'accompagnent rarement (nous n'en avons pas trouvé d'observation) de hernies musculaires.

Il n'en sera pas de même des cas où l'aponévrose n'est pas sectionnée transversalement, où, par exemple, le muscle est rompu, incisé obliquement.

Dans ces cas, en effet, on peut voir apparaître deux sortes de hernies suivant que l'aponévrose présente une grande solution de continuité avec un muscle incisé transversalement, ou avec un muscle déchiré.

Lorsque l'aponévrose est largement ouverte, la hernie musculaire, dans les cas où le muscle est incisé transversalement, présente les caractères suivants :

Les deux surfaces de section du muscle peuvent venir

s'engager dans l'ouverture aponévrotique, et on voit alors une saillie musculaire, rouge, irrégulière, formée de faisceaux, de fibres qu'il est dans la plupart des cas facile de reconnaître pour des fibres musculaires. Lorsque l'on vient à exciter ces tissus on les voit animés de mouvements fibrillaires, et si l'on verse de l'eau fraîche à leur surface, si l'on y fait tomber quelques gouttes d'acide, acide phénique, par exemple, si même on le touche simplement, ces mêmes mouvements ne tardent pas à se reproduire. Quand le malade contracte son muscle, il se fait des mouvements dans la partie herniée, mais ce ne sont plus des mouvements partiels, ce sont des mouvements de totalité ; la tumeur peut alors diminuer de volume et tendre à reprendre sa place ; la hernie semble se réduire mais pour se reproduire ensuite lorsque la contraction cesse. Ces mêmes mouvements fibrillaires se produisent si l'on électrise la masse musculaire.

La hernie est ici étalée et non pas resserrée comme lorsqu'il existe une petite plaie aponévrotique ; si l'on passe le doigt sur ses côtés on peut sentir facilement qu'elle n'est pas étranglée par l'aponévrose.

C'est ce genre de hernie que M. Farabeuf appelle les vraies hernies musculaires. Quoiqu'il spécifie que dans les vraies hernies il n'y a pas de rupture de muscle, nous n'hésitons pas à ranger dans cette classe la hernie que nous décrivons, à cause des symptômes qu'elle présente, symptômes analogues à ceux présentés par le premier genre de hernies que nous avons déjà examinées.

Le seul point qui pourrait la faire rejeter comme telle est la présence au milieu de la hernie d'une section transversale, mais section transversale régulière, véritable incision de fibres et non rupture ainsi que nous allons le voir dans la deuxième variété qui a été appelée *pseudo-hernie* musculaire par M. Farabeuf.

Celle-ci, comme nous l'avons déjà dit en étudiant l'étiologie et le mécanisme, s'accompagne toujours de rupture des fibres musculaires et est presque toujours due soit à l'écrasement, soit à la distension exagérée du muscle.

Dès lors, la peau et l'aponévrose ont présenté une solution de continuité en rapport avec la cause et le mécanisme qui agissent.

La peau a été tiraillée, par suite elle présente une plaie plus ou moins petite, dont les lèvres quelquefois franches, d'autres fois irrégulières, déchiquetées, s'écartent difficilement. On pourra trouver au-dessous d'elle un léger degré de décollement mais plus souvent elle restera adhérente à l'aponévrose sous-jacente.

Cette adhérence pourra varier suivant les régions et le degré d'union normale de la peau au point où s'est faite la rupture.

D'après ce qui précède, il est inutile d'insister sur les dimensions de la rupture aponévrotique. Dans le cas où la peau aura glissé sur l'aponévrose, cette dernière rompue par le même mécanisme que le tissu cutané pourra présenter une plaie de plus grande étendue, et parfois nullement en rapport avec celle de la peau ; dans le cas, au contraire, où l'adhérence est parfaite, la rupture de la peau entraîne celle de l'aponévrose au même degré et les deux plaies sont égales.

A travers la plaie des téguments fait saillie la hernie musculaire ; mais dans le cas présent sa forme, ses dimensions, ses caractères diffèrent totalement de ceux que nous avons déjà examinés.

La tumeur musculaire est globuleuse, arrondie, variant du volume d'une noix à celui d'une orange ; toutefois ce dernier volume est rare.

Sa surface est tendue, rouge vif, parfois sombre, brune ; si la hernie s'est produite depuis quelque temps au niveau du point où elle se continue avec la portion qui peut être sous-aponévrotique du muscle, il existe un véritable pédicule qui peut être très mince.

Ce globe musculaire ne présente pas une surface lisse, régulière, on peut y voir de petits enfoncements, des sillons en gradins, qui sont dus à la rupture des fibres musculaires. On ne retrouve plus ici comme dans les cas précédents les faisceaux de fibres accolés les uns aux autres, représentant l'aspect d'un muscle normal mais déplacé.

On pourrait dans certains cas comparer l'aspect de la hernie à celui que présente une bribe de viande hachée. En effet, si la contusion a été forte, la rupture très étendue, on peut voir à la surface de petits prolongements effilés qui ne sont autres que les bouts rompus des fibres musculaires.

Si l'on porte le doigt autour du pédicule on peut sentir qu'il est très difficile de passer entre lui et l'agent de l'étranglement ; lorsqu'on y pénètre, le doigt est très fortement serré.

Au-dessus de l'aponévrose la tumeur est étalée et présente alors la forme d'un véritable champignon, dont les parties latérales recouvrant l'orifice de sortie en dissimulent complètement les lèvres. Le débordement de la hernie sur les régions voisines peut parfois être relativement considérable. Il peut arriver que la plaie étant petite la hernie soit volumineuse et dès lors il est impossible de voir la solution de continuité cachée par le globe musculaire.

Si l'on vient à examiner au point de vue des modifications qui peuvent ici se produire dans la hernie, on trouve des différences très marquées sur celles que nous avons signalées dans la variété précédemment examinée.

Ici, il est rare de trouver des mouvements fibrillaires se produisant à la surface de la tumeur ou au niveau de la rupture elle-même. Celle-ci est immobile spontanément, il semble que les fibres rompues ne jouissent plus de leur contractilité et ne puissent répondre à l'excitation. Peut-être faut-il admettre aussi que l'étranglement assez marqué, comme nous l'avons dit, paralyse pour ainsi dire le tissu musculaire hernié. Nous émettons simplement cette hypothèse sans rien affirmer.

Si l'on excite la surface du muscle hernié, par l'électricité, le contact, un acide, on verra se produire une contraction, mais alors une contraction totale de la tumeur, celle-ci ne diminue pas de volume, au contraire elle devient plus globuleuse, s'arrondit davantage, et devient dure en prenant une teinte plus foncée. Il semble que par la contraction, l'étranglement augmente, et que le pédicule se trouve plus serré : or, deux hypothèses peuvent expliquer cette constriction plus forte : soit l'augmentation de volume du muscle qui se contracte et par suite s'étrangle lui-même sur l'anneau apnévrotique, soit la présence du muscle dans sa gaîne qu'il distend en resserrant ainsi les lèvres de la solution de continuité.

Lorsque le malade contracte son muscle des phénomènes analogues se produisent. La hernie devient plus tendue, plus globuleuse, le muscle tout entier durcit, et au lieu de présenter de la tendance à se réduire ainsi que cela se voit dans les hernies de la première catégorie, la tumeur devient plus grosse, elle augmente sensiblement de volume l'anneau se rétrécit, ce qui nous donne à penser, ainsi que nous l'avons déjà dit d'après M. Sée, que c'est au moment de la contraction musculaire que se fait la hernie.

III. — *Hernies musculaires dans les grands traumatismes.*

Cette dernière classe de hernies musculaires est certainement celle qui fournit les exemples les plus nombreux ; aussi n'insisterons-nous que fort peu sur sa description.

Disons d'abord ce que nous rangeons sous le titre que nous inscrivons en tête de ce chapitre. Ce sont toutes les hernies des muscles passant à travers une solution de continuité des téguments et accompagnant une autre lésion bien plus grave, qui reconnaît la même cause que la saillie musculaire.

Dans la plupart des cas on a affaire à une fracture compliquée.

Presque toujours un des fragments de la fracture au moment où celle-ci s'est produite a refoulé un des muscles voisins, puis, continuant son trajet, est venu perforer la peau, entraînant avec lui une hernie musculaire ; tel est le cas le plus fréquent.

Dans le cas présent, la plaie cutanée est contuse, ses bords sont irréguliers, parfois il existe deux ou trois lambeaux, ou bien la peau est traversée par la pointe osseuse coiffée du muscle déplacé.

La réduction une fois faite, c'est presque toujours à ce moment qu'apparaît une fois, avec tous ses caractères, la hernie musculaire.

Elle constitue une tumeur irrégulière, déchiquetée, rougeâtre, formant comme un véritable bouchon qui vient occuper toute la solution de continuité. Le plus souvent la hernie est double en ce sens que le muscle a été divisé par le fragment d'os et, par suite les deux surfaces de section des deux fragments de muscle rompu viennent s'offrir à la vue.

La solution de continuité est fongueuse, présentant des saillies, des enfoncements, on peut y voir des fragments de muscle ne tenant plus que par un pédicule extrêmement fin; dans certains cas, il peut même y avoir attrition et perte de substance musculaire.

Entre les deux bouts du muscle existe un enfoncement, un creux formant un entonnoir dont les parois sont formées par les tissus rompus, la base par la hernie musculaire bridée par les téguments et le sommet par la plaie cutanée.

De ce cratère sort une certaine quantité de sang qui peut, par son abondance, compliquer la lésion ci-dessus et mettre les jours du malade en danger.

Cette hernie musculaire s'étale peu au-dessus des lèvres de la solution de continuité de la peau, car les plaies dues aux fractures sont généralement restreintes.

Elle est animée de contractions fibrillaires reparaissant très fréquemment.

Quelquefois le muscle tout entier se contracte, on pourrait presque dire se contracture, et dès lors la tumeur tend à diminuer de volume, un léger degré de réduction s'opère sans pourtant se faire complètement.

Des douleurs extrêmement vives accompagnent ces contractions musculaires, assez vives souvent pour empêcher le malade de dormir. Ce sont probablement ces contractions, de causes réflexes, qui produisent ces crampes si pénibles pour le malade, et qui, dans les premiers jours ou même dans les premières semaines d'une fracture, sont fréquemment ressenties par les malades.

Ainsi que nous l'avons dit plus haut, cette variété de hernies peut se présenter dans bien des cas. Jusqu'ici nous n'avons eu en vue, que celles que l'on rencontre dans les fractures ; il nous faut parler aussi des hernies observées dans les traumatismes considérables, tels que le broiement ou l'écrasement total d'un membre.

Dans ces faits, malheureusement fréquents, il n'est guère possible de retrouver les variétés de hernies musculaires que nous avons examinées jusqu'à présent ; il y a attrition des parties à divers degrés.

Disons en terminant que chacune des variétés de hernies que nous avons admises peut présenter des degrés divers au milieu desquels il n'est pas toujours facile de se reconnaître.

Quoi qu'il en soit de ces variétés, il reste bien démontré ce fait : qu'il existe surtout deux genres de hernies musculaires les unes présentant un tissu musculaire intact, les autres, au contraire s'accompagnant de tissu lésé; or ces deux variétés doivent toujours être distinguées l'une de l'autre avec le plus grand soin.

C'est à une conclusion analogue que nous sommes arrivé en terminant l'étude des causes des hernies musculaires; nous verrons dans la suite qu'il sera plus que jamais nécessaire de ne pas commettre de confusion.

MARCHE ET COMPLICATIONS

Nous avons décrit les symptômes physiques des hernies musculaires. Nous avons montré aussi clairement que possible les différences absolues qui existaient entre les deux grandes classes que nous avions en vue. Ces différences s'accentueront encore en considérant la marche ultérieure et les complications qui peuvent survenir à la suite des plaies avec tumeurs musculaires.

Avant d'arriver à cette description, qu'il nous soit permis de revenir sur un point que nous n'avons fait que signaler sans y insister : nous voulons parler des symptômes rationnels. Ici, comme les différences sont moins tranchées, nous avons réuni dans un même paragraphe les symptômes fonctionnels présentés par l'une et l'autre variété.

Disons dès maintenant qu'ils ajoutent peu de chose aux symptômes donnés par la plaie elle-même ; la douleur est la même, subite et vive au moment de l'accident, n'augmentant plus après, et bientôt faisant place simplement à un sentiment de cuisson. Cette douleur peut devenir extrêmement violente, revenant à intervalles plus ou moins rapprochés ; elle n'est pas localisée uniquement au niveau de la plaie, mais s'étend à tout le muscle dont une partie seulement est herniée.

C'est une douleur continue, violente et que les malades comparent à des crampes; elle leur arrache parfois des cris et dure deux ou trois minutes, rarement davantage, puis cesse pour reparaître peu de temps après. Dans la nuit qui suit l'accident elles sont excessivement pénibles, et peuvent être extrêmement rapprochées.

Elles n'ont qu'une durée limitée, car dès le quatrième ou le cinquième jour elles cessent pour ne plus reparaître.

Si la hernie musculaire est petite les mouvements ne sont pas abolis mais seulement gênés, la contraction musculaire se fait malgré la hernie et le membre peut encore accomplir une partie des mouvements qui lui sont propres.

L'écoulement du sang est peu abondant dans les cas où le muscle n'est pas rompu, où il n'y a pas de lésions musculaires autres que le déplacement. Ce fait se comprend facilement, les vaisseaux seuls de la peau sont rompus et l'on sait qu'ils ne donnent dans la plupart des cas qu'un peu de sang ; quant à l'aponévrose, elle ne possède qu'une vascularisation insignifiante.

Quand le muscle est rompu, déchiré, un léger écoulement de sang peut se produire, mais, il est peu abondant, et cesse très rapidement. En effet, les quelques artérioles musculaires qui pouvaient donner, n'ont pas été incisées, elles ont été rompues ; d'où l'occlusion immédiate de la lumière artérielle et l'impossibilité de l'hémorhagie.

C'est cette même raison qui fait que dans les grands traumatismes dont nous avons donné si rapidement la description il n'y a relativement que peu d'hémorrhagies malgré le délabrement considérable que l'on peut être appelé à constater.

De l'écoulement du sang, nous pouvons passer naturellement à l'étude de l'ecchymose. Il n'en existe point dans les hernies musculaires de la première variété, car elles ne s'accompagnent pas de contusion; il n'y a qu'une incision plus ou moins régulière. Dans la deuxième variété au contraire, avec arrachement, déchirures, il existe souvent une ecchymose d'ordinaire très peu étendue et siégeant autour de l'orifice de sortie de la hernie. Pour qu'elle se produise il est nécessaire que la peau soit lâchement unie à l'aponévrose sous-jacente et qu'un léger décollement par glissement ait eu lieu.

Si nous considérons la marche ultérieure des plaies avec hernie musculaire nous allons être forcés de faire intervenir de nouveau notre division. En effet, la marche va être absolument différente dans l'une et l'autre variété.

Lorsque le muscle hernié est sain, qu'il vient faire saillie en quelque sorte de lui-même à l'orifice des téguments il se présentera deux cas : ou la plaie sera traitée d'une manière rationnelle ainsi que nous l'indiquerons plus tard, ou la plaie sera abandonnée à elle-même.

Dans le premier cas, dès le lendemain la solution de continuité peut se trouver réunie par première intention, le malade n'a présenté aucune réaction, la température ne s'est pas élevée, le pouls est resté normal; c'est une plaie simple, en voie de guérison par première intention.

Si le traitement n'a pas été fait, si la réunion par première intention, telle qu'on doit la rechercher n'a pas été obtenue, ou la hernie musculaire se réduira, ou au contraire elle restera telle qu'elle était au moment de l'accident.

Nous avons vu en effet que par la contraction musculaire ces hernies dans lesquelles le muscle est sain peuvent se réduire spontanément ; dès lors, que la hernie se réduise ainsi ou soit refoulée par le chirurgien, la plaie va devenir une plaie simple, le muscle gardera sa place normale et peu à peu la cicatrisation se fera sans grande réaction.

En sera-t-il de même si la hernie n'est pas réduite ? Assurément non. Dès le lendemain la plaie présentera tous les phénomènes précurseurs de la suppuration, laquelle s'établira soit lentement, soit en donnant au malade une notable élévation de température ; avec pulsations très fréquentes. Une fois la suppuration établie, toute la plaie se recouvrira de bourgeons charnus, la saillie musculaire comme la plaie cellulo-cutanée, et la guérison s'effectuera comme pour une plaie ordinaire.

Ultérieurement la cicatrice sera dans la plupart des cas adhérente aux muscles et les mouvements de ceux-ci se communiqueront à la peau.

Dans les cas que nous venons d'examiner les choses se passent assez simplement, les phénomènes généraux n'existant guère, on a en somme une plaie qui tend à la cicatrisation soit par première intention si la conduite que l'on doit toujours s'imposer a été observée, soit par seconde intention si l'on a abandonné l'affection à elle-même.

Mais lorsqu'on a affaire à une hernie musculaire avec lésion du muscle, les choses ne vont pas se passer d'une façon aussi bénigne, surtout dans les cas où on a devant soi une plaie étroite, ou, sinon étroite, tout au moins peu étendue, à travers laquelle s'échappe une de ces hernies que nous avons comparées à de véritables globes musculaires.

Ici en effet, aucune tendance à la réduction spontanée,

le muscle se trouve étranglé et reste au dehors de la plaie.

Dès les premiers jours qui vont suivre l'accident, les douleurs vont devenir beaucoup plus vives, puis bientôt s'étendront au voisinage de la plaie, dans une étendue variable.

A ces douleurs se joindront bientôt tous les symptômes d'une inflammation très vive.

Le pourtour de la plaie est le siège d'un gonflement qui s'étend peu à peu dans toutes les directions et peut atteindre une surface considérable du membre malgré les précautions dont on entoure la plaie.

La peau devient rouge sombre, tendue, luisante, donnant au malade une sensation de chaleur mordicante, et bientôt apparaissent des douleurs lancinantes qui indiquent presque toujours l'apparition de la suppuration qui dans ce cas sera une suppuration profonde.

A ces phénomènes locaux s'ajoutent des phénomènes généraux graves ; le malade est abattu, courbaturé ; il présente un facies animé, des yeux luisants, il y a perte complète d'appétit ; la nuit, le sommeil est interrompu par les douleurs qui ont le membre malade pour point de départ.

Parfois surviennent des frissons, tantôt de petits frissons, tantôt au contraire un frisson prolongé. La température monte à 40°, et peut même dépasser ce chiffre, le pouls rapide bat à cent dix et cent vingt pulsations. En somme, on assiste au début d'un phlegmon profond et d'une acuité excessive.

Parfois en deux ou trois jours tout le membre peut être atteint et présenter un gonflement général. A cette marche, nous osons presque dire habituelle à la hernie musculaire, avec rupture du muscle, il faut opposer un traitement rapide, énergique qui puisse enrayer la marche de l'affection, sans quoi la suppuration va continuer d'évoluer, le phlegmon s'étendra et prendra une gravité extrême.

Pendant que se déroule ce drame offert par l'ensemble des phénomènes généraux, que devient localement la hernie musculaire ?

Dans les premiers jours le muscle prend une teinte blafarde, qui passe bientôt à la couleur grisâtre, et dès lors deux faits peuvent se présenter : la hernie musculaire va disparaître ou bien par sphacèle, ou bien par suppuration.

Dans le premier cas la teinte grise du muscle s'accentue de jour en jour, et bientôt devient noirâtre ; il se forme à la surface herniée une petite couche grise mollasse, s'étirant en filaments, peu à peu toute la masse musculaire prend cet aspect, et le sphacèle est effectué. L'odeur caractéristique de la gangrène s'exhale de ce champignon grisâtre qui ne tarde pas à disparaître, mais cette chute de muscle sphacélé ne se fait pas d'un seul coup ; c'est peu à peu, par brides, par petits débris que disparaît le muscle.

Presque toujours cette élimination s'accompagne des phénomènes phlegmoneux que nous avons décrits, et de l'état général ci-dessus mentionné.

Lorsque la hernie musculaire vient à s'enflammer, les phénomènes locaux, l'aspect de la tumeur deviennent tout autres. Il se fait une véritable myosite suppurée.

Mais ici il nous fait indiquer une discussion qui semble actuellement résolue. La suppuration des muscles existe-t-elle réellement ? « J'ai ouvert fréquemment, dit Laugier, des abcès contenus dans une gaîne musculaire, notamment celle du biceps brachial, mais le siège était le tissu cellulaire interposé aux fibres des muscles, quant à ceux du tissu musculaire lui-même, ils sont fort rares, s'il en existe, et en général leur existence est niée. »

A cette parole de Laugier nous trouvons une réponse toute faite par M. Ledentu dans son article *muscle* du dictionnaire de médecine et de chirurgie pratiques. « Si, pour admettre l'existence d'un abcès musculaire, l'inflammation suppurative devait primitivement et particulièrement porter sur la substance contractile elle-même, il faudrait rayer la myosite suppurée du cadre anatomo-pathologique.

En effet, comme dans toute inflammation, c'est surtout le tissu conjonctif interstitiel du muscle qui est d'abord envahi par les leucocytes, ce n'est que dans un stade plus avancé et alors que le périmysium interne est déjà fortement infiltré par des globules de pus que l'on observe des altérations, manifestement consécutives des faisceaux primitifs eux-mêmes.

Ceux-ci, comprimés et comme étouffés par l'inflammation, se segmentent et se transforment en blocs ciroïdes ; par place, le sarcolemme se rompt et les globules blancs pénètrent dans l'intérieur de la gaîne ainsi ouverte.

Toutefois, il est douteux que tous les éléments purulents contenus dans la gaîne du sarcolemme proviennent du dehors par le fait d'une diapédèse ou de la rupture du sarcolème. Il est à peu près démontré que les cellules musculaires c'est-à-dire les noyaux contenus dans l'intérieur de la gaine du sarcolemme, et entourés d'une mince couche de protoplasma participent aussi au processus et contribuent, en partie du moins, à la destruction et à la fonte de la substance contractile et à la formation du pus (Rindfleisch) ; en un mot la suppuration primitivement interstitielle, ne tarde pas à devenir parenchymateuse. Ces deux facteurs interviennent dans des proportions variables, il est vrai, dans la plupart des abcès musculaires. »

Cette longue citation d'un article très bien fait de M. Ledentu, nous dispense de tout autre raisonnement et démontre clairement que le muscle lui-même est susceptible de suppuration.

Dans le cas qui nous occupe l'inflammation débute d'ordinaire par la partie herniée. Cell-ci devient d'un rouge vif, puis prend peu à peu un aspect plus sombre ; à un moment donné, à sa surface, apparaissent de petites taches livides, puis toute la surface se gonfle, devient plus irrégulière, et le globe musculaire s'infiltre de pus ; celui-ci est le plus souvent du pus de bonne nature. Dès lors apparaissent les phénomènes que nous avons décrits du côté du muscle lui-même.

De ce qui précède, on peut voir combien la marche qu'offre cette seconde variété de hernie est différente de celle présentée par la première.

Quant à la marche des hernies musculaires que l'on trouve dans les grands traumatismes, elle ne peut être analogue à celle que nous avons décrite pour les hernies simples ; elles revêtent une gravité extrême.

Les complications que peuvent présenter les plaies s'accompagnant de hernies musculaires sont celles de toutes les plaies en général, nous n'en ferons donc pas l'énumération : la hernie n'est à l'abri d'aucune d'elles.

PRONOSTIC

Le pronostic des hernies musculaires découle naturellement des symptômes et de la marche que nous venons d'assigner à chacune des variétés qui ont été examinées.

Lorsque l'on a affaire à une hernie musculaire produite par un instrument tranchant, qui a fait à la peau et à l'aponévrose une incision longitudinale très nette, et qu'à travers cette incision il sort un faisceau musculaire sain, peu étranglé, ainsi que cela arrive le plus souvent, on peut dans la plupart des cas espérer une guérison assez rapide. Grâce au traitement que nous indiquons, il sera même possible d'espérer une réunion immédiate. Dès lors la durée de la cicatrisation est nulle et en deux ou trois jours, le malade peut être considéré comme guéri. Il suffira d'un peu de repos, et tout sera dit. Il n'en sera pas de même dans le cas où les fibres musculaires sont rompues où la tumeur forme ce que M. Faraboeuf appelle des globes musculaires.

Ici, en effet, toutes les complications peuvent surgir. La réunion par première intention est impossible et le malade est en imminence de suppuration prolongée.

Il faut surveiller avec soin la tumeur et les parties voisines et si la fièvre montait, il faudrait craindre l'apparition d'un phlegmon diffus à marche rapide.

Le pronostic est alors grave et dans les faits même les pl us favorables il faut toujours s'attendre à une cicatrisation lente, qui par la durée même de la suppuration peut épuiser le malade.

Le mauvais état constitutionnel du malade, ici comme dans toutes les affections chirurgicales qui demandent une réaction salutaire de la part de l'organisme, assombrit encore le pronostic.

Plus la hernie musculaire sera prononcée plus il y aura de fibres rompues, brisées et plus on devra craindre les complications. La gangrène de la tumeur est toujours une complication à redouter.

La suppuration profonde est d'un mauvais présage, et nous avons déjà signalé le cas, que nous rapportons plus loin, d'un malade auquel on fut obligé de pratiquer la désarticulation de l'épaule.

Les hernies musculaires produites à travers une plaie contuse même dans le cas où le muscle est intact, sont toujours plus graves que celles se faisant à travers une incision à bords nets. En effet, la peau n'a nulle tendance à se cicatriser rapidement ; dans quelques cas il peut se faire quelques points de sphacèle qui augmentent la durée de la suppuration.

Lorsqu'une fracture compliquée s'accompagne de hernie musculaire, elle est par cela même plus inquiétante, car cette dernière détermine des suppurations prolongées, des abcès purulents qui peuvent entraîner la mort du malade, ou en tous cas retardent considérablement la consolidation osseuse.

Nous n'insisterons pas non plus sur le pronostic des

hernies musculaires dans le cas de broiement d'un membre, car ici l'amputation immédiate est la seule indication, et encore n'est-elle que trop souvent suivie d'insuccès.

TRAITEMENT

Dans le traitement des plaies avec hernies musculaires, il y a à envisager deux éléments avec lesquels il faut toujours compter : d'abord la hernie, puis la plaie.

Nous allons encore revenir ici sur la division que nous avons suivie dans tout le cours de notre travail et deux sortes de hernies se présenteront à nous.

Lorsque la plaie est longitudinale, faite par un instrument tranchant, que la hernie est formée d'un ou de plusieurs faisceaux musculaires sains occupant l'espace compris entre les bords de la solution de continuité, il faut tenter la réunion par première intention.

Pour arriver à ce résultat, on aura bien soin de rapprocher les lèvres de l'aponévrose et de ne pas se contenter d'unir celles de la peau seulement.

On commencera par laver soigneusement la hernie musculaire avec la solution antiseptique d'acide phénique (solution forte de Lister) actuellement la plus souvent employée, puis on réduira le tout. Cela étant fait en employant toutes les précautions indiquées pour le pansement antiseptique, on appliquera des points de suture profonds en ayant soin de ne pas prendre dans les fils des faisceaux de fibres musculaires.

Pour les sutures de plaies longitudinales on emploiera indifféremment toutes les sutures indiquées dans les divers traités. Suture en surjet, en zigzag, enchevillée, à anse, suture des pelletiers etc..., pourtant la plus commune et aussi celle que l'on doit préférer, c'est la suture à points séparés. Elle sera faite soit avec de la soie phéniquée, soit avec du fil d'argent.

Ici se pose une question. Doit-on mettre un drain dans la plaie, doit-on fermer celle-ci complètement? Nous ne nous permettrons pas de résoudre la question. Pourtant si la plaie est bien nette, bien nettoyée. très propre, si le muscle est absolument sain, on peut tenter de ne pas mettre de drain, mais hâtons-nous d'ajouter qu'il faudra surveiller avec grand soin la blessure afin d'être prêt au moindre signe d'inflammation, à retirer un ou deux points de suture et à passer un drain.

Le pansement de Lister, suivant les règles indiquées par le professeur d'Édimbourg, tel est en somme le traitement à préconiser dans cette variété de hernies.

En est-il de même dans le cas où le muscle est rompu? alors qu'il existe une hernie formée de tissu malade?

Le traitement diffère essentiellement. S'abstenir absolument de toute réunion, tel est le premier point qu'il faut bien retenir sous peine de s'exposer aux plus grands mécomptes et d'exposer son malade aux plus graves complications.

Il faut d'abord s'assurer de l'agent d'étranglement, voir si l'aponévrose n'étrangle pas trop fortement le champignon musculaire qui fait saillie entre ses bords. Si cela était, ne pas hésiter à faire immédiatement un débridement, mais un débridement étendu.

Malgré cette large voie, malgré la possibilité que l'on a

alors de réduire la hernie, on devra la laisser au dehors, de façon à ne pas enfermer dans une plaie des éléments rompus, déchiquetés, prédisposés à la suppuration, voire même à la gangrène.

Se contenter de laver avec soin la plaie, en rendre le foyer profond aussi net que possible, et faire minutieusement le pansement est la meilleure conduite à tenir.

Regardez tous les jours la lésion et examinez avec soin l'état de la plaie, celui des parties environnantes, au moindre signe d'inflammation, incisez largement pour introduire dans la profondeur de la plaie un drain qui permette un écoulement facile des liquides. On n'oubliera pas, en effet, qu'au fond de la plaie d'autres fibres musculaires sont rompues, tendent à suppurer, et que par l'orifice pourrait ne pas sortir le pus, la solution de continuité des téguments se trouvant obstruée par la présence de la hernie.

On a soulevé la question de savoir s'il fallait réséquer la portion de muscle faisant saillie en dehors de la peau, s'il ne valait pas mieux supprimer cette partie malade qui est destinée dans la plupart des cas à s'éliminer ? Cette opinion a été défendue. Nous n'osons rien affirmer, mais nous rapportons une observation où cette résection a été faite tout d'abord, et où le malade n'en a pas moins présenté des phénomènes extrêmement graves qui faillirent entraîner la mort.

En somme, nous le répétons, s'abstenir absolument ici de toute réduction, ne jamais chercher la réunion immédiate ; débrider largement si le pédicule de la hernie musculaire est trop fortement serré, panser avec les antiseptiques et surveiller la plaie, telles sont les indications qu'il faut remplir avec exactitude sous peine de voir surgir des complications.

Quant au traitement des hernies musculaires dans le cas de broiement d'un membre, débridement considérable, il est difficile de poser des règles certaines, disons cependant que s'il existe de grands décollements musculaires et cutanés, si surtout on constate des fractures multiples, l'amputation immédiate est la seule et dernière ressource, comme nous l'avons déjà signalé.

CONCLUSIONS

Les hernies musculaires à travers une solution de continuité des téguments sont un accident assez fréquent et qui peut présenter des complications extrêmement graves d'où l'importance de leur étude dans l'intérêt du malade.

Le mécanisme de production de ces hernies diffère suivant la variété à laquelle on a affaire.

Lorsque la solution de continuité des téguments est faite par un instrument tranchant et parallèlement aux fibres musculaires, la gaîne du muscle se trouvant ouverte, celui-ci tend à s'échapper de sa loge : la tumeur dans ce cas est formée par un faisceau piriforme plus ou moins volumineux de muscle intact. La contraction musculaire au moment de l'accident aide encore à la production de la hernie.

Si l'incision des téguments est perpendiculaire aux fibres musculaires, si celles-ci ne sont pas lésées il ne peut se produire de hernie ou seulement à un faible degré.

Dans le cas de rupture des fibres musculaires, celle-ci peut se faire par deux mécanismes distincts.

1° La masse musculaire contenue dans sa gaîne et la peau peut être comprimée, entre deux plans, l'un formant point d'appui, l'autre étant la puissance; dès lors il peut y avoir éclatement des téguments et le muscle se contractant pour résister parfois se rompt et vient faire saillie à l'extérieur.

2° Il peut y avoir allongement exagéré des téguments ainsi que des muscles, et, la force continuant d'agir, par suite déchirure des uns et des autres.

Les symptômes physiques varient pour l'une et l'autre catégorie de lésions musculaires.

Lorsque le muscle est intact, il forme une tumeur allongée, molle, à réduction facile, sans étranglement, durcissant pendant la contraction.

Le pronostic est bénin dans la plupart des cas. Par la suture profonde et superficielle on peut généralement, avec le pansement de Lister, obtenir la réunion immédiate.

Lorsque les fibres musculaires sont rompues il existe une tumeur arrondie, globuleuse, à contractilité moins nette, dont l'étranglement augmente quand le muscle entre en jeu, et n'ayant nulle tendance à la réduction spontanée.

Pronostic très grave. Une myosite suppurative, un phlegmon diffus, peuvent gagner tout le membre ; tels sont les complications auxquelles il faut alors s'attendre. Dans ce cas, s'abstenir de toute réduction, et lorsque le pédicule est serré, ne pas hésiter dès le premier jour à faire un grand débridement, à assurer la propreté du foyer et à rechercher la formation d'une cicatrice solide, en pansant, par exemple, avec de la charpie sèche comme le recommande Mourlon.

Une hernie musculaire à travers les téguments, dans les ractures compliquées, doit faire craindre les fusées purulentes.

Enfin dans les grands traumatismes, tels que le broiement d'un membre, on ne trouve pour ainsi dire plus de variétés, le traitement dans ce cas est presque toujours l'amputation.

OBSERVATIONS

Observation I (Inédite)

Commmuniquée par M. Verchère, interne des hôpitaux.

Le nommé Uz... Félix, âgé de vingt-neuf ans, tôlier, entre à l'hôpital Saint-Antoine, salle Dupuytren, lit n° 27, le 18 mai 1882 (service du Dr Terrier).

D'une bonne santé ordinaire, cet homme n'a rien présenté dans son enfance qui puisse être un indice de diathèse. Pourtant il est blond, un peu pâle et on peut soupçonner chez lui un léger degré de strume.

En 1877 il eut une pleuro-pneumonie dont il fut soigné à l'hôpita Saint-Antoine. Il ne présenta, paraît-il, pas de symptômes très graves et après un séjour de six semaines au lit, il put sortir complètement guéri.

Il est marié et a deux enfants, l'un d'eux a présenté pendant quelques temps de l'impétigo du cuir chevelu.

Le 16 mai. — Cet homme, occupé à travailler, eut la main prise dans un découpoir et comprimée fortement.

Le malade présenta à ce moment les symptômes suivants : la main était immobilisée par la douleur, entre le pouce et l'index à travers une petite solution de continuité des téguments que l'on peut évaluer à un centimètre au plus, se faisait jour une tumeur, d'un rouge vif, irrégulière, mâchée, grosse comme une petite pomme. De cette plaie il ne sortait que peu ou pas de sang. Le poignet était extrêmement douloureux.

Le malade entra chez un pharmacien qui réduisit la tumeur avec beaucoup de peine, paraît-il, celle-ci tendant continuellement à se reproduire et fuyant sous les doigts qui la comprimaient. Malgré les difficultés, la réduction est faite et on ajoute des points de suture, fermant complètement la plaie.

Dès le soir la douleur est très vive à la main, le sommeil est impossible, puis le gonflement de la main se produit gagnant avec une rapidité extrême l'avant-bras, et, lorsque le lendemain nous voyons le malade, le membre est dans l'état suivant :

La paume de la main est entièrement douloureuse, il n'est pas possible de toucher l'éminence thénar sans arracher des cris au patient. La face dorsale est œdematiée, gonflée, moins douloureuse ; l'avant-bras prend une forme arrondie, il est dur, résistant. La peau sur la surface dorsale de la main est rouge, luisante, il en est de même sur l'avant-bras ; pourtant la rougeur est moins régulière, moins en masse, sauf sur la face antérieure ; à la face dorsale, elle se fait plutôt sous forme de traînées d'un rouge vif.

En examinant de plus près le malade on constate des douleurs vives au niveau des articulations du carpe, douleurs qui font supposer des lésions du côté de ces articulations, ce qu'il était naturel de penser, étant donné le traumatisme considérable qu'a supporté cette région.

En somme, on se trouve en face d'un phlegmon étendu, avec tendance à la diffusion et consécutif à une hernie musculaire par éclatement des parties molles unissant le pouce à l'index.

L'état général du malade est encore bon, pourtant la fièvre est forte, les yeux vifs, la figure animée, la température à 39°, le pouls à 96 pulsations. La langue est blanche, le malade est abattu, fatigué et se plaint de la soif.

Dès l'entrée du malade à l'hôpital on défait immédiatement les points de suture, et entr'ouvrant les lèvres de la plaie, on aperçoit au fond une sorte de bouillie musculaire comprimée étroitement par le rapprochement de la peau. De suite on fait un débridement assez étendu vers la paume de la main et après avoir lavé toutes les anfractuosités de cette plaie cutanée avec la solution forte phéniquée, on introduit un drain volumineux perpendiculairement dans l'épaisseur même des muscles détruits. Ce drain pénètre assez profondément.

Bains phéniqués matin et soir et pansement de Lister. L'état local s'aggrave de jour en jour, la douleur est extrêmement vive le long de la face postérieure de l'avant-bras, cette douleur s'accompagne d'un gonflement considérable du membre. En certains point il est possible de sentir de la fluctuation.

Deux incisions sont faites l'une au niveau de la partie moyenne, l'autre à la partie inférieure de l'avant-bras et sont reliées par un drain de fort calibre. La peau reste toujours vive ; la température oscille entre 38 et 40° le soir. Le malade est fatigué, abattu, se plaint de ne pouvoir dormir la nuit, empêché par les douleurs qu'il ressent.

Le 25. — Nouvelles incisions sur la face palmaire. On trouve un gonflement régulier, allongé, s'étendant à toute la face antérieure de l'avant-bras.

Douleur extrêmement vive au moindre mouvement des doigts, ceux-ci sont ramenés en griffe dans la paume et ne peuvent être étendus qu'au prix des plus vives douleurs.

Les deux incisions longues l'une de cinq centimètres l'autre, de trois sont faites à l'extrémité du gonflement.

Le 3 juin. — La suppuration est encore abondante, mais l'état général du malade s'est légèrement amélioré, la fièvre est moins vive ; la température descend le matin à 37°, et le soir ne dépasse plus 38°, 5. Le mouvement des doigts est impossible à cause de la douleur, la main est un peu dégonflée. Lorsque l'on essaie de la relever on perçoit aux environs du carpe une crépitation qui donne la sensation d'un véritable sac de noix. Cette crépitation indique la participation des articulations aux désordres produits par la suppuration. On essaie de maintenir la main avec une bande roulée placée dans la paume et soutenue par une attelle.

Le 10 juin. — On fait un appareil plâtré en forme de gouttière. Cet appareil est mobile et peut se retirer lorsque l'on fait le pansement, c'est-à-dire une fois par jour ; la suppuration est encore abondante au point de ne pouvoir encore supprimer aucun drain. Les muscles de la main qui ont été rompus se sont recouverts de bourgeons charnus et ils forment un manchon dans lequel s'enferme le drain.

On commence à faire exécuter au malade des mouvements forcés de ses doigts et de son poignet.

Pendant le reste du mois tout marche à souhait; peu à peu les ouvertures se comblent, la suppuration devient moins abondante. A la face antérieure de l'avant-bras, on a pu supprimer le drain, la cicatrisation est complète.

Le 5 juillet. — Il ne reste plus à se cicatriser que les deux orifices du drain palmaire et la plaie du premier espace interdigital.

Le malade se lève, l'appétit est revenu, et la maigreur excessive qu'il avait présentée à un moment donné tend à disparaître. En somme, tout fait espérer une guérison prochaine. On fait exécuter des *mouvements forcés* et continuels au poignet.

Observation II (Thèse de Rouillais).

Tumeur dans la région inguinale gauche, formée par une hernie musculaire.

Le nommé B..., âgé de 33 ans, raffineur de sucre, d'une forte constitution, brun, bien musclé, entra le 13 octobre 1829.

Il y a quatre mois à la suite d'un effort violent en portant contre son ventre une caisse pesant 75 kilog., il ressentit aussitôt une vive douleur accompagnée de craquements à la partie intérieure et supérieure de la cuisse. La douleur fut si violente que le malade tomba en syncope où il demeura pendant près d'un quart d'heure, il lui fut impossible de se relever, il dit même qu'ayant essayé de marcher, il sentait quelque chose qui semblaits'embarrasser dans la cuisse. Ce sont là ses propres expressions.

Il s'aperçut alors d'une petite tumeur grosse comme une noix située en dedans de la cuisse. Cette tumeur augmenta peu à peu de manière à avoir au moment de son entrée à l'hôpital la grosseur d'un petit œuf de poule. Il portait également une hernie inguinale du côté gauche, suite du même effort.

Dans l'aine gauche, à la partie retenue à la cuisse à quatre pouces au-dessous du ligamment de Fallope entre le muscle premier adducteur et le droit interne. On sent sous la peau une petite tumeur, grosse comme un petit œuf de poule ; elle est indolente, pâteuse, mobile, sans changement de couleur, la peau paraît enfoncée entre les muscles. Le malade fléchissant un peu la jambe sur la cuisse et la portant dans la rotation en dehors, fait saillir la tumeur qui paraît écrasée entre les muscles, et que l'on peut saisir facilement. Du reste elle n'est point douloureuse ; seule ment elle gêne un peu le malade en marchant.

On pratique l'opération le 22 novembre. La peau fut incisée dans l'étendue de trois pouces. On aperçut au fond de la plaie, une ouverture faite à l'aponévrose fascia lata ; une portion de muscle se trouvait engagée dans cette ouverture et se présentait sous l'aspect d'un corps mou rougeâtre. Jusque là on ne se doutait pas encore de la nature de la tumeur, on agrandit l'ouverture faite à l'aponévrose et l'on chercha à saisir la prétendue tumeur graisseuse, impossible de la rencontrer ; alors on fit prendre au malade la position qu'il affecte lorsqu'il avait l'intention de les faire saillir et l'on vit que cette tumeur était formée par une partie du muscle premier adducteur qui dans le relâchement s'engageait dans l'ouverture faite à l'aponévrose.

La plaie ne fut pas réunie par première intention, à cause d'un écoulement sanguin fourni par une artère qu'il fut impossible de saisir dans le muscle lui-même ; on fut obligé d'avoir recours à la compression.

Aujourd'hui la plaie est sur le point de se cicatriser.

Observation III (Inédite).

Le nommé V... Auguste, charretier, âgé de vingt huit ans, entre le 8 mars 1881 à l'hôpital Lariboisière, salle Saint-Louis n° 16.

C'est un garçon vigoureusement musclé. Il fut atteint hier soir par une voiture de place qui le précipita sur le sol et, en roulant, sa jambe vint se placer en rapport avec la roue du tombereau qu'il conduisait d'une façon telle que la roue passa le long de sa jambe, sans passer au-dessus d'elle qui fut pour ainsi dire frôlée.

A l'entrée on trouve une plaie cutanée de dix à douze centimètres de longueur, non linéaire, dont les bords sont contus, déchirés. Aux deux extrémités la solution de continuité s'incurve légèrement de façon à former une sorte de lambeau sinueux ; décollement assez étendu.

Au centre de la plaie on peut voir une tumeur arrondie de couleur rouge présentant de petits points noirâtres, formés par du sang épanché. La surface de cette hernie est irrégulière, et il est facile de reconnaître que l'on a affaire à du tissu musculaire, contus, broyé. Le volume de la tumeur peut être comparé à celui d'une mandarine. Si l'on examine de plus près, on voit qu'elle déborde tout autour de la solution de continuité, la hernie est comme étranglée et présente par suite la forme d'un véritable champignon.

La solution de continuité de l'aponévrose est irrégulière, déchiquetée, plutôt allongée que transversale ; elle est peu étendue, pourtant vers la partie externe, elle présente un petit lambeau assez bien marqué.

Si l'on essaie de réduire le muscle, il est impossible de le faire, il résiste et semble pris sous les doigts qui le compriment.

Si l'on dit au malade de contracter un muscle, on voit la tumeur se durcir, devenir plus globuleuse et avoir plutôt de la tendance à sortir davantage, et devenir plus volumineuse que lorsque le membre est au repos.

On lave la plaie avec grand soin, et après avoir touché tous les points avec une solution faite d'acide phénique, on pratique un large débridement aponévrotique qui permet à la tumeur de s'étaler un peu sans que pour cela la réduction soit possible. Il semble que la forme du muscle ayant changé par suite des ruptures des fibres musculaires, il ne puisse reprendre sa place dans la loge qui lui était destinée.

On panse la plaie avec de l'acide phénique.

Le lendemain le malade ne présente pas de fièvre ; la plaie a un bon aspect ; pas d'écoulement sanguin, douleurs aux mouvements du pied.

On immobilise alors le membre inférieur dans une gouttière.

Le pansement est renouvelé tous les matins.

Le malade ne présente pas de fièvre, le bon état persiste.

L'appétit est bon, la plaie se couvre peu à peu de bourgeons charnus, et au bout de deux mois, le 15 mai 1881, le malade est guéri, conservant une cicatrice assez étendue et adhérente aux *parties profondes*.

Observation IV (Inédite).

Le nommé D..., François, âgé de 32 ans, maçon, entré le 10 avril 1880, salle Saint-Louis, n° 30, hôpital Lariboisière (service de M. Labbé).

La veille de son entrée à l'hôpital ce malade tombe en avant portant un lourd fardeau, de telle façon que cherchant à amortir le choc il tombe les mains étendues. A ce moment le pouce de la main droite fut violemment écarté de l'index et il se fit une rupture de la peau dans le premier espace interdigital. Puis entre les lèvres de la plaie cutanée apparut une tumeur que le malade compare à une grosse noix.

Après une vaine tentative de réduction, on fit un pansement à l'alcool camphré.

Lorsque le malade entre à l'hôpital on constate les lésions suivantes :

Entre le pouce et l'index existe une plaie de 1 à 2 centimètres tout au plus, située exactement au niveau de la fracture interdigitale. Les mouvements des doigts sont faciles, le pouce peut encore exécuter la plupart de ses mouvements normaux. Pas d'écoulement de sang.

Entre les lèvres de la plaie se voit une tumeur arrondie, à surfaces villeuses, de couleur rouge vif, du volume d'une noix. On peut sentir facilement la présence des fibres sous-cutanées rompues en plusieurs endroits. Les extrémités des fibres sont étalées sur la tumeur et lui donnent un aspect irrégulier.

Lorsqu'on fait rapprocher le pouce de l'index, et qu'on maintient l'écartement, on voit les fibres musculaires se contracter, la tumeur devient plus arrondie, plus dure et tend à augmenter de volume. A chaque contraction le malade éprouve une douleur vive.

On essaie de réduire, mais en vain, dès lors plutôt que de laisser une saillie musculaire exposée à se sphacéler on résèque toute la partie du muscle qui dépasse la peau et on applique un pansement phéniquée.

Dans les premiers jours tout marche bien, mais le 14 avril ce malade est pris de frissons, de fièvre, et on peut constater un gonflement débutant par la face palmaire de la main, la douleur à ce niveau est vive, constrictive. De suite on fait sur la sonde cannelée un débridement de la face palmaire de la main.

Le lendemain 15 avril, les phénomènes fébriles persistent, le dos de la main se gonfle rapidement, et l'avant-bras est le siège d'une rougeur diffuse, de douleur, de chaleur, d'empâtement, de l'œdème.

Tout fait craindre un phlegmon très intense.

Le 16. — La fluctuation se perçoit à la face antérieure de l'avant-bras, le gonflement est général, l'œdème est plus accentué, la chaleur du membre devient considérable ; le pouls est rapide, l'abattement est très grand. Depuis deux jours le malade est complètement changé, la face a pâli, les yeux sont brillants, l'appétit est complètement nul, la langue est blanche, la peau présente une chaleur intense.

On fait de larges incisions sur tout l'avant-bras. On cautérise les incisions.

Le soir le malade semble éprouver un peu de mieux, la température est moins élevée.

Le 17. — Même état.

Le 18. — De nouveaux frissons surviennent, la température atteint 40°,6. Le malade est très abattu, il a été en proie à un léger, délire dans la nuit. On ne constate que peu de changement du côté du membre. Les eschares des incisions commencent à se détacher, et la suppuration abondante s'écoule largement. Le membre semble totalement infiltré par le pus.

Jusqu'au 25 l'état reste sensiblement le même.

A ce moment tout fait craindre l'infection purulente.

L'état d'affaissement dans lequel se trouve le malade fait hésiter à tenter une dernière ressource, la désarticulation de l'épaule, devant la suppuration de tout le membre.

Le 15 mai. — On pratique enfin la désarticulation de l'épaule par le procédé en raquette.

La plaie est pansée à plat.

Dès ce moment, tout semble s'améliorer. Le malade n'a pas perdu de sang pendant l'opération, mais il est très faible et on doit le soutenir ; puis, peu à peu au bout de huit à dix jours, il offre un mieux sensible. L'appétit reparaît, le malade demande à manger des œufs ; les sueurs profuses de la nuit sont moins abondantes, on n'observe pas de nouveau frisson, les nuits sont plus calmes.

La cicatrisation se fait assez rapidement par seconde intention. Les bourgeons charnus donnent naissance à une suppuration franche et le malade peut sortir.

A l'autopsie du membre, on constate une infiltration purulente de tous les tissus remontant jusqu'au tiers inférieur du bras.

Observation V (inédite)

Due à l'obligeance de M. Walther, interne des hôpitaux.

Le nommé G... Charles, âgé de 30 ans, fumiste, entre le 13 septembre 1880 à l'hôpital Beaujeon, salle Saint-Gabriel (service de M. Tillaux).

Le malade fortement musclé, dans une discussion avec des italiens a reçu un coup de couteau au niveau de la partie moyenne de la région externe de la cuisse droite.

Le coup de couteau a été porté verticalement et de haut en bas. Il était tenu, paraît-il, comme un poignard à pleine main et l'agresseur voulait donner un coup frappant le ventre, mais manquant son but grâce aux efforts du blessé le couteau frappe plus bas et fait une incision à la cuisse.

A l'entrée on constate une plaie linéaire bien nette, commençant à six travers de doigt au départ du grand trochanter et présentant une étendue de 20 centimètres.

La peau est sectionnée dans toute son épaisseur, il y a peu d'écartement des lèvres de la plaie, vers la partie moyenne de l'incision c'est à peine si on peut l'évaluer à 3 centimètres.

Cet écartement augmente lorsque l'on fait plier le membre au malade. Dans la flexion il semble se former deux sortes de godets vers la partie moyenne de l'incision.

Lorsque l'on écarte les lèvres de cette plaie cutanée on peut voir au fond, une saillie rouge musculaire allongée occupant toute la solution de continuité, plus enflée vers la partie moyenne et allant en s'effilant aux deux extrémités.

Lorsque le membre se contracte cette tumeur allongée se durcit et tend à diminuer, sa surface est lisse, régulière luisante et située longitudinalement. Il est facile de reconnaître que l'on a affaire à une tumeur musculaire, on constate que les fibres sont intactes ; aucune n'est rompue, aucune n'a été atteinte par le couteau.

A la partie profonde de cette tumeur, si on l'écarte soit en avant, soit en arrière, on peut voir l'aponévrose ; celle-ci est incisée nettement dans une étendue égale à celle de l'incision cutanée. Les deux lèvres de l'incision aponévrotique sont peu écartées et semblent former une lésion rétrécie à la lèvre de la tumeur musculaire.

Celle-ci semble aussi faire saillie, par suite du manque de soutien, de l'aponévrose sectionnée.

On lave avec grand soin toute la surface herniée. La plaie entourant la surface aponévrotique elle-même, est lavée à la solution phéniquée et on réduit facilement la hernie musculaire.

Des points de suture profonds, passant au-dessous de l'aponévrose, maintiennent solidement la réduction, des points de suture superficielles rapprochent les lèvres cutanées de la plaie. Le tout, trois heures après l'accident, puis laissant un drain dont la sortie se fait à l'angle inférieur de la plaie, on fait un pansement de Lister.

La réunion, par première intention, fut complète et le malade guérit sans suppuration.

Observation VI (inédite).

Due à l'obligeance de M. Walther (interne des hôpitaux).

Le nommé B... Victor, âgé de 28 ans, homme de peine, entre le 16 août 1881, à l'hôpital Saint-Louis, lit n° 16, salle Saint-Augustin (service de M. le Dr Ledentu).

Ce malade a reçu un coup de tranchet d'un de ses camarades au niveau de la partie supérieure de la cuisse.

Le coup fut porté verticalement sur la région externe du membre.

Lorsque l'on examine le malade, on constate une plaie longue de 0,20 centimètres, à bords nets; l'écoulement de sang a été peu abondant, et actuellement on ne trouve aucun vaisseau permettant de craindre une hémorrhagie; aucune ligature n'est jugée nécessaire.

La plaie cutanée présente peu d'écartement de ses bords, les deux extrémités sont nettes.

Au-dessous on peut voir l'aponévrose, sectionnée dans la même étendue que la peau; l'incision est longitudinale, pas de déchirures, pas de dentelures.

Entre les lèvres de cette incision aponévrotique on constate la présence d'une tumeur rouge vif, allongée, fusiforme, allant en s'amincissant en haut et en bas et faisant une saillie d'à peu près un centimètre et demi vers le milieu de la solution de continuité de l'aponévrose.

Celle-ci semble pénétrer dans la partie des muscles en rapport avec les lèvres de la section et semble former comme un véritable étranglement de chaque côté et tout le long de la hernie.

Lorsque le malade contracte son membre, la hernie devient plus dure, diminue de volume et tend à se réduire.

La suface est lisse, luisante, on ne constate aucune section transversale, les fibres musculaires ne sont pas rompues. Pourtant sur la ligne médiane dans l'axe de la hernie musculaire on peut voir un sillon dont les parties latérales sont étalées, sillon qui semble le résultat de la section ou plutôt de la séparation longitudinale de deux faisceaux de fibres par la pointe du tranchet.

Malgré cette lésion on lave à grande eau avec une solution phéniquée toutes les parties constituant la plaie, muscles, aponévroses, peau et après avoir réduit la hernie et introduit un drain au-dessous de l'aponévrose que l'on fait sortir par l'angle inférieur de la plaie, on fait des points de suture superficiels et profonds.

Pansement de Lister.

Le surlendemain en retirant le pansement on constate que la plaie marche à merveille.

3 jours après on retire les points de suture, la réunion n'est pas complète.

La partie moyenne se décolle peu à peu et la suppuration s'établit. Malgré ce petit échec, la cicatrice se fait assez rapidement. Le malade sort guéri.

Observation VII (inédite).

Le nommé M..., Louis, âgé de 26 ans, doreur, entre à l'hôpital Lariboisière, le 16 août 1881, salle Saint-Augustin, lit n° 7 (Service de M. le Dr Labbé).

Ce malade reçut d'un de ses camarades, un coup de pied isolément appliqué au niveau de l'union du tiers inférieur avec les deux tiers supérieurs de la jambe, à ce moment il perçut un craquement très violent dans la jambe, et tomba par terre. Il lui fut impossible de se relever. On le transporta immédiatement à l'hôpital.

On constate à l'entrée les lésions suivantes :

Le tibia fracturé fait saillie à travers une solution de continuité de la peau juste suffisante pour lui livrer passage ; la fracture du tibia est régulière, dentelée, en rave.

La partie qui fait saillie est longue à peu près d'un centimètre et demi. Lorsque l'on essaie de réduire, le fragment supérieur repousse en dedans la lèvre inférieure de la plaie, et celle-ci vient s'interposer entre les deux fragments. En la soulevant on parvient à supprimer l'enclavement et la réduction se fait bien.

Mais à la place occupée par le tibia apparaît une tumeur musculaire des plus nettes. Le jambier antérieur a été rompu presque par le tibia et les deux bouts du muscle rompu viennent faire hernie à travers la plaie des téguments.

A chaque instant on peut voir le muscle se contracter, la hernie durcir, mais la contractiun ne tend nullement à réduire la hernie. On lave avec une solution phéniquée forte la plaie et on projette l'eau phéniquée avec un laveur Waseige dans toutes les anfractuosités. Ceci fait, on applique un pansement de Lister, et par dessus une gouttière plâtrée.

Dès le lendemain la température monte à 38°,5, puis le surlendemain 39°. La réduction est pourtant maintenue complètement par l'appareil plâtré. Le malade se plaint de douleurs dans son membre fracturé.

On constate tout autour de la plaie une rougeur vive, de l'empâtement, de l'œdème inflammatoire.

Le 19, la douleur à la pression est très-vive dessus et au-dessous de la plaie, on constate nettement la fluctuation. Dès lors sans hésiter on débride sur la soude cannelée en haut et en bas et on peut constater que toute la fusée purulente s'était faite dans la gaîne du jambier rompu.

Dès ce moment la fracture marche vers la guérison, la température du jour au lendemain est revenue normale et le malade sort guéri deux mois après.

Observation VIII (inédite).

Le nommé D... Eugène, 33 ans, couvreur, entre à l'hôpital Lariboisière, salle Saint-Augustin, le 20 novembre 1881 et est couché, lit n° 32 (service de M. Dr Labbé).

Ce malade a été renversé par une voiture dont la roue lui a passé sur les jambes. La voiture était peu chargée.

A l'entrée à l'hôpital on constate une fracture des deux os de la jambe siégeant vers la partie moyenne. Un énorme épanchement de sang s'étend à tout le tissu du membre. A ce niveau on trouve une petite plaie déchiquetée, irrégulière, plutôt une perforation qu'une plaie, par laquelle s'écoule spontanément et surtout à la pression une quantité considérable de sang noir.

On fait l'occlusion au collodion et à la baudruche et on place le membre dans une gouttière en plâtre. La réduction se maintient facilement.

Dans les premiers jours la température ne dépasse pas 38°, mais le 24 novembre au soir la température atteint 40° et le malade se plaint de douleurs vives dans la jambe fracturée.

On constate alors de la rougeur, de la douleur au niveau de la fracture, de la tuméfaction des tissus ; on fait un débridement étendu qui donne lieu à un écoulement abondant de sang noir d'une odeur fétide.

Au fond de l'incision apparaît une petite tumeur arrondie, rouge noirâtre, en forme de champiginon et faisant saillie à la surface de l'aponévrose ; c'est une petite hernie du jambier antérieur rompu au moment du traumatisme.

On fait le pansement de Lister après avoir fait pratiquer un lavage minutieux de toute la cavité.

Le lendemain et les jours suivants la température reste élevée ; les douleurs persistent, on constate que l'aponévrose est tendue, soulevée par un liquide et en pressant sur elle on ne tarde pas à faire sourdre par l'orifice de la plaie un peu de pus. Immédiatement un large débridement est pratiqué.

Dès le lendemain, la fièvre étant tombée la température descendait à 38 degrés, puis peu à peu atteignait 37°. L'état général se maintient aussi bien que possible et le malade reprend ses occupations trois mois après son accident.

Observation IX (Mourlon)

Phlegmon profond de la cuisse. — Ouverture d'un énorme abcès en dehors du triangle de Scarpa. — Saillie du couturier entre les lèvres de l'incision. — Guérison.

Balex, cavalier de la deuxième compagnie du train des équipages de la garde, 27 ans, bien musclé et de constitution bonne, ressentit, le 5 février 1861, à la suite de grandes fatigues, une violente douleur dans le haut de la cuisse droite.

Après deux jours de repos et d'application de cataplasmes, il survint quelques frissons, une fièvre assez forte, un gonflement très douloureux de la partie antéro-supérieure de la cuisse, je reconnus les débuts d'un phlegmon et je plaçais Balex à l'infirmerie (17 février).

Traitement. — Frictions mercurielles et cataplasmes laudanisés nuit et jour, diète, tisane d'orge. 14 février, tuméfaction, rougeur, sensation vague de fluctuation, douleur pulsative. Pressentant qu'il existe une suppuration profonde, je plonge mon bistouri au-delà de l'aponévrose que j'incise largement du haut en bas, au niveau du bord externe du triangle de Scarpa. La plaie a 4 centimètres de long; un flot de pus s'en échappe. Pansement simple, mèche. 20, suppuration abondante, mèche.

Le malade mange un peu. — 25. La suppuration diminue. Une masse charnue se présente entre les lèvres de la plaies ; elle augmente et durcit dans les mouvements de flexion et d'adduction combinées de la cuisse. C'est le couturier qui fait hernie. — Traitement. Pansement simple, extension permanente du membre. — 1er mars. La plaie se resserre et guérit. — 25. La cicatrice est linéaire, il n'y a plus de tumeur musculaire.

Imp. A. Derenne, Mayenne. — Paris, boulev. Saint-Michel, 52.

www.ingramcontent.com/pod-product-compliance
Ingram Content Group UK Ltd.
Pitfield, Milton Keynes, MK11 3LW, UK
UKHW020331220726
13923UKWH00003B/1496

9 782019 276119